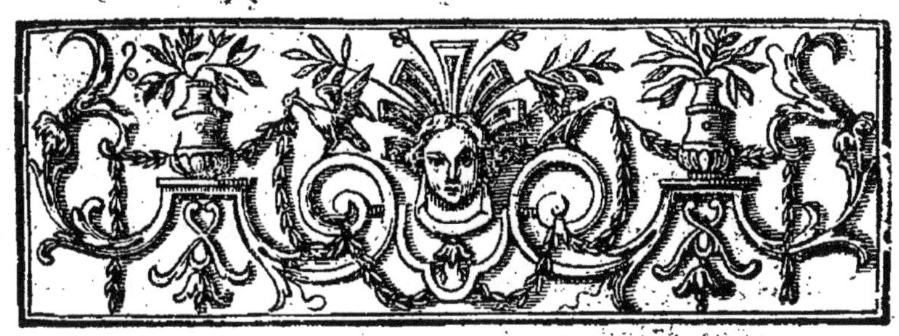

# MANIERE

*De faire usage des BOUGIES ou des SONDES ANTI-VÉNÉRIENNES, MÉDICAMENTEUSES & CHIRURGICALES, propres à guérir toutes les espèces de rétentions d'urine, maladies de l'urètre & de la vessie.*

*Par M. ANDRÉ, Maître Chirurgien - Juré, & de la Charité de la paroisse royale de Saint Louis à Versailles.*

LES Sondes chirurgicales que le Roi envoye à ses Hôpitaux militaires, sont des bougies médicamenteuses de huit à dix pouces de long, d'une couleur brune & de

A

figure pyramidale, fans lefquelles on ne peut
apprendre à connoître les profondeurs des
maladies de l'urètre, les caufes des rétentions
d'urine, & les moyens de les guérir d'une
manière fûre & diftinguée; elles ont fait leurs
épreuves à la Cour & dans la Capitale, fous
les yeux des plus clairs-voyans de l'art : fi la
pratique en paroît en quelque forte nouvelle,
le remède ne l'eft pas moins en Chirurgie.

Beaucoup de gens font attaqués de maladies, qu'ils nomment rétention d'urine, fans
en vouloir affez faire connoître la caufe, foit
l'ifchurie, foit la ftrangurie, la diffurie, qui
fouvent conduifent le malade à la mort, fans
un prompt fecours.

Prefque toutes ces maladies font comme
je l'ai expliqué, tant dans ma Differtation
imprimée en 1751, que dans mes Obfervations imprimées en 1756; la lecture de ces
deux ouvrages diffiperont tous les doutes, on
fera pleinement convaincu qu'elles font occafionnées par des vices vénériens qu'on veut
cacher pour l'ordinaire, comme chaudepiffes,
vieilles gonorrhées mal traitées & les mieux

traitées, & qu'on aura guéri en apparence par des aftringens & repercuffifs.

Un nombre d'années s'eft écoulé fans fentir les incommodités que l'ulcère produifoit en féjournant dans l'urètre, ainfi que le tubercule chancreux & fchirreux; le temps permet à l'un & à l'autre de ces maux de végéter, de durcir & de produire des chairs coënneufes & fongueufes, qui rétréciffent le diamètre du canal, le rempliffent, forment des obftacles au cours des urines, caufent des douleurs confidérables aux malades en les rendant, qui les expofent aux dangers les plus vifs & les plus preffans.

C'eft donc pour ces maux que j'offre particulièrement mon remède, comme le meilleur & le plus éprouvé qu'il y ait eu jufqu'ici.

Elles font donc abfolument néceffaires à tous ceux & celles qui ont des gonorrhées rébelles, anciennes ou nouvelles, refluées inopinément (toutefois ayant combattu l'inflammation par les remèdes généraux).

Mes bougies conviennent à tous ceux dont le fil des urines eft diminué, & qui les rendent d'un jet inégal, foible & fourchu, avec beau-coup ou peu de douleur ; à tous ceux qui ont des écoulemens de matières purulentes, pour toutes les cuiffons, demangeaifons, cha-leurs, picottemens, élancemens & autres em-barras dans l'urètre, que mes bougies font connoître d'une manière diftinguée par l'in-troduction ; & fi on les laiffe féjourner une, deux ou trois heures, elles font fuppurer, en vivifiant des ulcères fongueux, baveux ou fchirreux, qui fe confervoient dans le canal de l'urètre depuis dix, vingt & trente années, & dont la guérifon n'avoit été que palliée, mafquée & amortie par le traitement primitif ; mes bougies ont donc cette vertu & ces effets dans un canal véritablement affecté de ces maux, & de ne procurer aucune fuppuration dans un canal fain.

Mes bougies conviennent à tous ceux qui rendent du pus avant, après ou avec les urines, ou même en allant à la felle.

A tous ceux qui ont des rétentions d'urine, foit qu'elles foient occafionnées par des fables, des graviers, ou par des matières purulentes & glaireufes.

Pour toutes les maladies de l'urètre, & qui ont prolongé leurs racines dans la veffie, provenant de toutes callofités, carnofités, fonguofités, tubercules chancreux, fchirreux, variqueux & carcinomateux.

Pour s'affurer de la vérité & de l'exiftence de l'efpèce du vice vérolique, de fa malignité, de fon metaftafe ou de fon reflux, & de la folidité prochaine ou éloignée d'une guérifon vraie ou fauffe.

Enfin, pour ceux qui fe fervent habituellement de l'algalie, des fondes de plomb, des bougies de cordes à boyaux, de baleine & de tout autre corps étranger, que les malades inventent pour fe procurer la fortie des urines.

En un mot, le propre de mes bougies eft de renouveler les fuppurations des gonorrhées qui ont été interceptées trop prématurément, tant anciennes que nouvelles, & tous leurs accidens primitifs, d'en attirer le vice jufqu'au moindre veftige; & après qu'elles l'ont détruit, elles reffortent du canal fans aucunes marques de fuppuration, & telles qu'on les avoit introduites; telle eft la marque certaine

& l'évidence d'une parfaite guérifon ; toutes les bougies qui n'auront pas cette vertu, feront inventées par la cupidité & l'avarice, & tromperont toûjours les malades.

Il n'en eft que de celles de mon efpèce qui puiffent être avantageufes, & qui ne peuvent tromper ni le malade ni le chirurgien, elles font reparoître le mal & le guériffent ; la jufte proportion & la combinaifon les rendent inimitables en vertus, & rendront celles de tous ceux qui les voudront contrefaire auffi dangereufes que peu falutaires pour les malades.

Elles conviennent encore à tous ceux chez qui le vice vénérien s'eft porté, tant par proximité de lieu, que par la continuité des mêmes fibres, foit par déliteffence ou par reflux, & qui aura fait des impreffions & dépofé fes influences fur les membranes de la veffie, en aura fucceffivement déplacé les fibres, & d'où il en fera réfulté un empâtement œdemateux de ce vifcère, des abcès enkiftés, des fonguofités charnues, des champignons variqueux, & des ulcérations fchirreufes, chancreufes & carcinomateufes.

Ces maux ne font point imaginairement inventés de ma part, on fait qu'ils ne font que trop réels; l'ufage des bougies, en les prévenant, empêchera la complication de ces maux, & apprendra à les faire connoître encore plus parfaitement : ce ne fera ni la diverfité des bougies, en qualité, nombre & couleur, qui auront ces avantages; la multiplicité de ces êtres ne ferviroit qu'à produire la confufion.

Si les Miniftres, dont les vives lumières faififfent toûjours tous les objets intéreffans avec jufteffe, ont écouté les rapports des premiers maîtres de l'art, & particulièrement excités par le fuffrage de celui que tant de droits placent au premier rang de la Chirurgie, ont jugé de ne point rendre la fabrication des bougies trop publique, c'eft qu'ils favent qu'elle demande un temps que peu de Chirurgiens auroient pû & voulu confacrer; je donne le mien tout entier à cet exercice, & je me flatte que les vrais connoiffeurs m'en fauront gré.

Je fais que beaucoup de Chirurgiens fe propofent de ne point s'affujétir à cette nouvelle règle, & qu'ils aimeront mieux regarder l'invention des nouvelles bougies & l'obligation de s'en fervir, comme une pratique de furé-rogation : malgré la multiplicité des fauffes cures qui fe font, & qui ont été atteftées telles par tant de maîtres de l'art, ils difent que ces faits ne leur feront pas plus d'impreffion que leur en ont fait les épreuves qui ont été faites (fous des yeux fi éclairés) pour conftater les effets des remèdes & la nature des maux; & prétendent regarder cet affujétiffement comme des démarches fuper-flues, ou comme un efclavage qui donnera trop de peine.

Mais la vie des hommes eft-elle fi peu de chofe par elle-même, pour qu'elle ne mérite pas toute l'attention des autres hommes, & fur-tout de ceux qui font faits pour veiller à leur confervation, du moins autant qu'il eft en leur pouvoir; ainfi tous ceux qui préfereront de travailler à tâtons, au lieu de vouloir voir, fentir & diftinguer directement l'objet que l'on pourfuit & que l'on doit pourfuivre, feront blâmables, & ne pourront être mis au nombre de ceux qui travaillent pour la perfection de l'art & le bien de l'humanité.

Avant que de se servir de mes bougies, il est nécessaire de se faire saigner au moins une fois ou deux, si le malade est fort & plétorique, sur-tout si sa maladie est ancienne & qu'elle lui permette un temps d'élection pour se disposer à suivre un traitement radical; mais s'il a une disposition inflammatoire, ce qui fait un cas de nécessité, qui ne borne point le nombre des saignées, elles doivent être proportionnées à la grandeur de la maladie & aux forces du malade.

Ainsi, si le cas n'est pas pressant, on fera succéder aux saignées quelques purgatifs doux en lavage, pour passer ensuite aux fondans anti-vénériens, & de-là à l'application des bougies, en faisant un régime doux & humectant, & buvant pendant le traitement beaucoup de tisane simple & adoucissante, afin d'augmenter la quantité de ses urines.

Mais souvent un malade se sent pressé de rendre ses urines sans le pouvoir, & il est des sortes d'obstacles qui permettent l'introduction de la boûigie jufque dans la veffie , ce qui fuffit alors pour les faire uriner à l'aife pendant plufieurs jours ; s'ils ne veulent point s'en tenir à ce foulagement momentané , on les difpofera au traitement radical par les remèdes généraux , & enfuite par les particuliers anti-vénériens , que l'on accompagne toûjours de celui des bougies , afin qu'ils fe prêtent mutuellement leur fecours, pendant qu'elles attirent le vice au dehors , le vrai fpécifique agit au dedans , & fond le germe du mal & l'entraîne.

Avant que d'introduire une bougie dans le canal, on la graiffera tout le long d'une goutte ou deux d'huile.

On l'introduira , non en la tournant, mais toûjours en la plongeant en ligne droite , tenant la verge un peu étendue & élevée en devant.

On la fera percer à mefure que les réfiftances l'exigeront , & lorfque la bougie touchera à des obftacles qu'on ne pourra franchir , on l'arrêtera en cet endroit.

On attachera à la tête de la bougie pour

la retenir , un fil double ou triple de coton ,
d'environ un quart ou un tiers de long , qui
fervira à l'arrêter autour de la couronne par
les deux chefs qu'on tournera à fens oppofé
& qu'on engagera fous le prépuce : fi cette
opération n'étoit pas poffible , on fe conten-
tera feulement d'arrêter les deux bouts de fils
aux environs de la verge , après les avoir réunis
enfemble dans le même fens , ou elle pourra
être arrêtée très-fûrement & très-commode-
ment, avec un petit bonnet plicé à cordons ,
qui s'attachera au même endroit, & qui aura
la figure d'un gros cul de volant , qui couvrira
immédiatement le balanus.

Le malade gardera la bougie avec grada-
tion , les premières fois pendant l'efpace d'une ,
deux ou trois heures ; il n'en mettra jamais
que trois ou quatre heures après un dîner
frugal.

A l'égard de ceux qui feront dans les grands
remèdes , ils pourront en mettre plus fouvent
& les garder plus long-temps , elles leur feront
en cet état prefque toûjours avantageufes &
indifpenfablement néceffaires, puifqu'il eft très-

prouvé, & par des expériences journalières, que les vices de l'urètre ne font pas détruits pour l'ordinaire par les grands remèdes feuls; ils en emploieront donc, non feulement quand il y aura des maux apparens dans le canal de l'urètre, mais encore quand il y en aura eu, & qu'ils en auront produits d'autres par leur reflux qui pourroient avoir été prématurés, & par ce moyen on fera fûr d'attaquer le premier vice local, de le faire renaître, de l'attirer au dehors en le revivifiant & le remettant en fup-puration; avec cette précaution les malades auront l'avantage de connoître leurs maux, de s'affurer de leur guérifon & de l'accélérer.

Quand le malade aura pris l'habitude des bougies, il les gardera quatre à cinq heures de fuite dans la matinée, & trois ou quatre dans l'après-midi; & ceux dont le fommeil ne fera pas inquiété par leur féjour, pourront en met-tre pendant une partie de la nuit.

Le malade tâchera d'uriner avant que de s'introduire une bougie, ou avant qu'on la lui introduife; il pourra quelquefois uriner fans l'ôter du canal, en la retenant avec un de fes doigts : ceci n'eft que pour ceux dont les bougies pénétreront jufque dans la veffie.

Quand on fera obligé de l'ôter , on l'effuyera doucement , on la mettra dans un endroit frais & propre , on la redreffera , & lorfqu'elle fera refroidie , fi elle n'a rien perdu de fa folidité , qu'elle ne foit ni torfe , ni cannelée , fillonnée ou écrafée , ni trop affoiblie par l'action de la matière qui l'aura corrodée en féjournant fur les ulcères , on pourra s'en fervir plufieurs fois.

Il arrivera très - fouvent , que les obftacles étant trop durs & trop multipliés , obligeront à faire l'introduction de plufieurs bougies , & pendant plufieurs jours , avant que de pouvoir arriver jufque dans la veffie : ce font les cas où il ne faut pas être avare des bougies , ni fe rebuter , la patience & la fuppuration ouvriront les paffages fucceffivement.

Quand les fondes ne pourront entrer que de la profondeur de deux ou trois pouces dans le canal , on coupera l'excédant pour mieux lier & arrêter le refte : ces cas , comme j'ai dit , étant très - fréquens , font connoître que les bougies ne doivent pas avoir toutes les mêmes longueurs ni les mêmes groffeurs.

Le malade qui fuivra le traitement méthodique, s'abftiendra de toutes fortes de liqueurs & d'alimens qui échauffent, & fe réduira au régime conforme aux anti-vénériens.

Si dans les premiers jours la cuiffon, la chaleur, en urinant, fe font fentir, les accidens étant inféparables du renouvellement & du vivifiement des ulcérations gonorrhoïques, produits par l'action de la bougie, on n'en fera donc pas furpris, & on fe foulagera en augmentant la quantité de fes urines, tant par des boiffons douces, que par des injections émollientes; peu fe trouvent dans la néceffité d'ufer de ces derniers moyens, & en général ces accidens font très-fupportables, & n'arrivent guère que les deux ou trois premiers jours.

Le malade évitera tous les exercices violens, fur-tout pendant le temps que la bougie fera dans le canal, il eft même prudent de marcher peu ou point avec.

Toutes les boiffons douces & albugineufes, propres à augmenter & à adoucir les urines, accéléreront la guérifon , & le vin fera toûjours trempé & en très-petite dofe.

Ceux qui ont des fignes évidens d'une vérole complète , & qui feront déterminés à unir les remèdes généraux avec les bougies , n'en commenceront l'ufage qu'après que les bains & les autres remèdes tempérans ordinaires auront été faits, à moins qu'il n'y eût une rétention d'urine complète à combattre ; & dès que le malade fera à l'ufage des frictions & du régime qu'elles exigent , on lui continuera journellement & aux heures marquées, les bougies pendant tout fon traitement, & jufqu'à ce que toutes les carnofités foient fondues & que le canal foit devenu auffi fouple qu'il étoit fchirreux & oblitéré ; que les urines fortent à plein canal , fans douleur , & que les bougies ne foient plus marquées d'aucune forte de fuppuration : je ne connois qu'un cas où elles pourroient en impofer , après même un long traitement, qui eft celui où l'ulcère chancreux ou fiftuleux auroit corrodé les valvules ou les foupapes, fur-tout celle du *vérumontanum* ; cet inconvénient qui eft difficile & rare, pour-

roit entretenir un écoulement de matière glai-
reuſe ( mais non de pus ) qui ſe feroit apercevoir , non ſeulement par l'uſage des bougies , mais par une goutte ou deux avant la
ſortie dès urines , ce qui ſé rétablira avec le
temps , les forces , le repos , le régime , &
l'uſage de quelques eaux minérales , ſur-tout
ſi la cauſe a été bien détruite.

Je crois encore devoir avertir qu'il y a des
glandes dans le progrès du canal , de différentes
eſpèces de groſſeurs , qui , quelquefois , ac-
quièrent un degré de dureté ſi conſidérable ,
que les bougies & les autres remèdes ne peuvent les fondre entièrement pendant le traitement ; mais dès qu'elles n'empêchent point les
urines de ſortir à plein canal , & qu'elles ſor-
tent ſans douleur ; qu'on les touche avec les
bougies ſans y en cauſer ni grande ni petite ;
qu'elles reſſortent ſans aucunes marques de
ſuppuration après y avoir fait quelques heures
de ſéjour , c'eſt un ſigne certain que la cauſe
eſt enlevée , que les maux ne peuvent avoir
du retour , & que le reſtant n'eſt plus qu'une
phlogoſſe qui ſe diſſipera avec le temps , en

un

un mot que la cure eſt très - radicale.

Les malades ſe trompent eux-mêmes lorſqu'ils s'imaginent qu'ils ſeront plus tôt guéris
lorſqu'ils retiendront plus long-temps les bougies; leur trop long ſéjour peut, ſur-tout dans
les exercices de la journée, échauffer le canal,
faire bourſouffler les fonguoſités, & porter le
tumulte & la confuſion dans les ulcérations,
pour peu qu'il y ait de la pléthore dans le ſujet,
& occaſionner quelquefois un reflux dans les
teſticules ; on doit craindre les mêmes accidens quand on introduit les bougies dans le
temps de la digeſtion d'un repas trop abon-
dant, & dans celui où l'on voudroit faire ſé-
journer des bougies ſans aucune préparation.

J'ai encore remarqué un autre inconvénient, qui ſurprend les malades & les aſſiſtans;
c'eſt lorſque le canal eſt rempli de fonguoſités
ulcérées, & qu'elles ont été miſes dans une
grande ſuppuration par l'action de la bougie:
les Praticiens ſavent que pour qu'elle ſe faſſe,
elle ne peut s'établir ſans douleur, chaleur
& pulſation ; ces accidens accélèrent le cours
des liqueurs, augmentent le volume des chairs

fongueuſes & ſchirreuſes , de ſorte que tant que la bougie eſt dans le canal, elle les tient écartées; dès qu'on la retire, les fonguoſités s'approchent les unes des autres, & ferment le paſſage aux urines , & le malade, en ſe préſentant pour les rendre, ne le peut point , quoiqu'il en eût rendu en d'autre temps niême avec aſſez d'aiſance; dans cette extrémité , qui eſt très-commune les premiers jours des traitemens , il faut graiſſer une autre bougie , la pouſſer au delà des obſtacles, & pour lors dès qu'on y eſt arrivé, il eſt de règle qu'en la retirant du canal, les urines la ſuccèdent.

Tout ce que je viens de tracer dans cette courte méthode, ne regarde que ceux qui, fidèlement aſſujétis à la marche développée dans mes obſervations , voudront parvenir à une guériſon radicale , en ſecondant toûjours les bougies des remèdes appropriés; ſans cette précaution , mes fondes , malgré toutes leurs propriétés , n'auront jamais un effet radical, non plus que celles des autres ſi vantées; il ſeroit abſurde de croire que cela pût être autrement; mais dès qu'on les unira, de concert avec les anti-vénériens connus & qui font entre les mains de tous les vrais Chirurgiens, elles procureront des cures certaines & diftinguées.

C'eft-là l'objet principal qui a multiplié mes expériences, & dont le détail eft rapporté dans mes ouvrages, auxquels je joindrai encore ici peu d'obfervations, mais qui feront fi frappantes, qu'elles ne laifferont rien à defirer à ceux qui voudront fe rendre à l'évidence.

On voit bien que je ne préfente pas mes bougies comme un remède feul fpécifique pour détruire le vice vérolique ; cependant je dois avertir que fans reconnoître en elles cette propriété, je les regarde comme les meilleurs palliatifs, capables d'en attirer la plus grande partie, & les plus propres à arrêter les progrès du mal & pour le détruire, fi elles font aidées des remèdes qui leur font analogues.

On employera donc très-utilement les bougies, comme moyen palliatif feulement.

Quand le malade ne peut & ne veut être que pallié, par exemple, quand le mal n'a pas fait de grands progrès, pour éloigner le traitement radical & donner au malade le temps de temporifer.

Quand l'âge du malade n'eft pas trop avancé, & que fes maux peuvent être bornés par la fimple introduction d'une bougie de temps à autre.

Quand les urines ne peuvent forcer les paf-fages, & qu'une bougie feule, en les fran-chiffant, fuffit pour faire uriner le malade & calmer fes maux.

Quand les fonguofités & les tubercules chan-creux n'ont pas acquis un trop gros volume, & qu'ils peuvent fe laiffer franchir par la bougie.

Quand la veffie eft devenue fi pleinement pourrie, œdémateufe & empâtée, que les ref-forts fyftaltiques des vaiffeaux n'ont prefque plus d'action ; que les liqueurs filtrées & éma-nées des fecrétions croupiffent dans la ftagna-tion, étant affoiblies par le virus, de manière à ne pouvoir fouffrir l'action & la réaction des remèdes propres à les divifer ; dans tous ces cas, comme je l'ai fi fouvent dit, mes bou-gies, comme de fimples palliatifs, donneront

plus fubitement & plus bénignement des fou-
lagemens, & plus durables que n'en peuvent
procurer tous ceux dont on a coûtume de fe
fervir , & éviteront toûjours la ponction au
périnée & l'opération de la boutonnière, &
plufieurs autres maux.

Comme ce fimple détail pourroit encore
laiffer quelques obfcurités , & que plufieurs
pourroient n'être pas à portée de prendre des
lumières plus étendues dans ma differtation &
dans le grand nombre des faits rapportés dans
mes obfervations , j'en ajoûte ici quelques-unes
avec leurs réflexions , qui renferment en elles-
mêmes les plus grandes difficultés qui puiffent
fe rencontrer dans le traitement de ces maux ,
en faveur de ceux qui ne voudront point fe
donner la peine de parcourir les premières ;
fi après les avoir lûes il refte encore quelques
ténèbres à diffiper , je me ferai un honneur
infini de répondre , autant qu'il fera en mon
pouvoir, à tous ceux qui prendront la peine
de me propofer leurs difficultés.

*OBSERVATION qui prouve que les Bougies ne guériſſent pas ſans le ſecours des anti-vénériens.*

UN malade vivement attaqué depuis dix-huit ans d'une maladie très-complète de l'u-rètre , cauſée par les ſuites d'une gonorrhée maligne , étoit venu me demander en 1754 , les ſecours proportionnés à la nature de ſon mal ; je n'employai pour ce traitement que l'uſage des bougies, & leurs effets furent ſi ſen-ſibles que le malade urinoit avec autant d'ai-ſance qu'il avòit de difficulté avant, de ſorte qu'il parvint juſqu'aux apparences d'une gué-riſon radicale.

Ce calme dura environ deux ou trois ans ; mais comme la cauſe ſourde & enveloppée , qui fourniſſoit au vice de l'urètre ſa malignité , n'étoit point extirpée, le cours de ſes urines diminua ; les douleurs reprirent avec la ſtran-gurie ; il ſentit une tumeur ſchirreuſe qui le menaçoit d'un dépôt au périnée ; le con-cours de ces maux le ramenèrent à moi : je touchai la tumeur qui étoit déjà très-douloureufe ; les urines couloient avec beaucoup de difficulté ; je ne jugeai point à propos de rif-quer d'augmenter la difpofition inflammatoire par l'application des bougies ; je le faignai deux bonnes fois en vingt-quatre heures ; je lui fis faire ufage de beaucoup de boiffons douces & fimples, des cataplafmes émolliens furent appli-qués fur le périnée, & lorfque fes occupations ne lui permettoient pas d'en avoir fur la tu-meur, je me contentois de lui faire recevoir la fumigation des herbes émollientes, & après avoir reçû les vapeurs chaudes, il fe donnoit une friction fur toute cette partie avec un ou deux gros de pommade mercurielle.

Je joignis à ces remèdes une prife d'*aquila-alba;* chaque prife étoit de huit grains, mêlé avec trois ou quatre de *diagrede* & d'autant de jalap : je fais ordinairement prendre ce remède pendant huit jours de fuite, & je m'en tiens toûjours à cette première opération, que je crois néceffaire pour en venir aux autres.

Quelques jours de ces traitemens firent fon-dre la tumeur ; les urines coulèrent avec peu de douleur : alors j'employai tous les deux ou trois jours une prife de pillules mercurielles : il continua fa boiffon douce tous les matins; il obferva un régime doux , fans difcontinuer à deux ou trois jours de diftance les frictions locales , & le fix ou le feptième jour je lui fis prendre l'ufage des bougies ; elles renouve-lèrent la fuppuration qui fut très-abondante dans les premiers jours ; elle diminua enfuite infenfiblement , & malgré la rigueur de la faifon , le malade fut parfaitement guéri en deux mois, & jouit depuis ce temps-là d'une fanté parfaite ; les vives couleurs ont fuccédé à un teint plombé , qui lui étoit caufé par le mal qui l'affectoit intérieurement : j'oubliois de dire qu'il ne garda point la chambre , & que le mercure ne lui produifoit aucune alté-ration à la bouche.

## RÉFLEXION.

On voit par cette obfervation l'opiniâtreté du vice morbifique ; mes bougies avoient d'a-bord calmé toutes les douleurs ; l'application lo-cale avoit annoncé un fuccès qui tranquillifoit le malade ; mais foyons bien convaincus que nous ne ferons preſque toûjours que des cures palliatives, tandis que nous ſéparerons l'uſage des bougies des anti-vénériens ; cependant il en avoit pris de toutes les ſortes pendant les dix-huit années qu'il avoit porté ſes maux.

Je formerois un volume entier , ſi je voulois rapporter tous les exemples ſemblables à mon obſervation ; qu'on ne s'y trompe point, ce n'eſt point par l'introduction de quelques bougies qu'on güérira des maux obſtinés ; on peut bien par cette voie d'abord éblouir les malades que l'on ſoulage ; mais s'il étoit facile de réunir les témoignages particuliers des malades qui ont vû renaître leurs maux après des ſuccès apparens , on verroit bien qu'il faut néceſſairement un traitement plus long , plus profond & plus analogue au vice qu'il doit combattre.

Le vice général formoit dans ce malade des obſtacles qui ne pouvoient être atteints par la ſonde , il reſtoit toûjours des duretés profondes qui ne pouvoient être dégluées ni miſes en ſuppuration que par les remèdes qui ont accès ſur ces maux.

Reconnoissons donc l'extrême importance des bougies, mais ne les séparons point des remèdes généraux prudemment administrés : c'est-là le fonds des principes répandus dans mes observations, & c'est par-là que je rends compte de la singularité de bien des faits & de la durée de bien des maux.

*OBSERVATION qui prouve la nécessité des Bougies pour la guérison des Femmes qui ont des écoulemens gonorrhoïques.*

UNE jeune femme de vingt-sept ans étoit tourmentée par des douleurs & des élancemens considérables dans le vagin ; c'étoit la suite d'un virus que son mari lui avoit communiqué : elle avoit eu un enfant qui mourut frappé par les impressions de son mal ; sa situation devint moins supportable après ses couches ; un teint pâle, des écoulemens purulens, une maigreur plombée annonçoient des maux intérieurs ; elle se livra aux soins d'un bon Artiste ; les préparations & les frictions furent

employées avec les précautions les plus fages ;
une légère falivation qui parut après avoir
multiplié les frictions, ceffa bien-tôt par le
mauvais régime & les purgatifs ordinaires
trop réitérés.

Cette apparence de foulagement lui fit tout
interrompre, & le mal eut le loifir d'acquérir
de nouvelles forces, auffi fe montra-t-il avec
plus de fureur qu'auparavant, alors elle me
fut adreffée.

Le récit qu'elle me fit, accompagné du mé-
moire de celui qui l'avoit traité, me firent
multiplier les frictions générales & particulières, & les dofes d'anti-vénériens propres à
dompter fon vice principal & des tumeurs
fchirreufes aux glandes folitaires du col ; mais
toutes mes tentatives furent vaines, quoique
je n'euffe pas négligé toutes les préparations
préalables ; c'eft alors que j'eus recours aux
bougies des femmes, qui mirent bien-tôt en
fuppuration les ulcères chancreux du vagin,
& qui les détergèrent, comme je leur avois
vû faire à plufieurs autres en pareil cas ; je
joignis plufieurs dofes de panacée, qui fuccédè-

rent à plus de quatre-vingt gros de pommade faite au tiers : tous ces remèdes ne procurèrent qu'une foible falivation que j'eus foin d'entretenir, je ne purgeai la malade avec les antivénériens qu'après le quarante-cinquième jour, & je les réitérai plufieurs fois en quinze jours.

Alors je vis finir les écoulemens du vagin, les cuiffons & les élancemens cefsèrent.

*RÉFLEXION.*

On voit toûjours combien le vice vénérien exige de temps, de mefure & de ménagement; c'eft une folie que d'imaginer qu'un mal qui a le fecret de fe cacher & de fe déguifer fi habilement, & qui ne fe laiffe fouvent diftinguer que par des nuances très-légères, puiffe être fubitement vaincu.

On eft quelquefois tranquille fur les fuites d'une gonorrhée, parce qu'un mari affecté fecrettement, ne voit point d'affection viciée communiquée à fon époufe; mais je ne crains point de dire qu'il eft dans ces maux des degrés de corruption qui ne fe communiquent point aux femmes, quand le vice eft fi parfaitement

concentré, il n'a plus alors le degré de virulence qui l'exalte & le communique, ou s'il
a affez d'activité pour fe répandre, il peut
arriver qu'il forme des ravages fans les faire
apercevoir par des fignes fenfibles & bien
marqués, ce qui fait la fource de bien des
maux; mais il eft auffi très-fûr qu'il y a un
vice concentré & local chez bien des hommes,
& duquel il ne s'exalte rien qui puiffe être
communiqué à la femme, ni à ce qui vient
d'eux : fi cela n'étoit pas, il n'y auroit point
de vice véritablement concentré.

Le vice vénérien eft auffi difficile à détruire
chez les femmes que chez les hommes, &
cet exemple, & plufieurs autres, m'ont
prouvé que le mercure feul employé en
friction, n'eft pas toûjours fuffifant pour
déraciner le vice & l'expulfer du vagin, &
que les bougies leur font prefque auffi néceffaires qu'aux hommes, puifque le grand
nombre de frictions & les jours qu'elle refta
dans les linges, qui furent confidérables, ne
lui ôtèrent point le vice local; il ne faut donc
point les féparer des bougies capables de le

dégluer, d'exalter, d'attirer & de faire fup-purer le virus par fa pente naturelle. Le mercure feul paroît n'avoir pas affez de force pour fe former un paffage libre dans ces parties, fi le fecours des vraies fondes ne l'accompagne & ne lui ouvre la route en développant le ferment concentré dans ces parties : on ne voudra peut-être pas fe convaincre de ce que je dis ici, & l'on regardera cette idée comme une chimère, attendu qu'il eft vrai que le mercure s'ouvre des paffages & entraîne le vice qui a dépofé fes mauvaifes impreffions fur la peau, mais il n'a pas la même facilité fur celles qu'il a faites aux parties membraneufes & glanduleufes.

La néceffité des bougies pour le foula-gement & la guérifon des hommes, dé-montre en même temps combien elles font indifpenfables pour les femmes ; leur forme & leur application eft feulement différente, puifque dans les hommes l'urètre & la verge eft le lieu le plus commun du fiége du vice, & que dans les femmes fa principale réfidence eft dans le vagin & la matrice ; la conformité de ces maux, dans l'un & dans l'autre, eſt aſſez prouvée & aſſez diſtinguée.

Il eſt ſans doute moins de cas où leur uſage ſoit néceſſaire dans les femmes, puiſqu'elles ſont bien moins ſujettes à des rétentions d'urine , & cela parce que leur mal eſt preſque toûjours au delà du paſſage des urines. Je n'en dirai pas davantage ſur cet article , puiſque mon plan doit être borné aux détails qu'exigent les traitemens des hommes , je me flatte ſeulement qu'on me paſſera cette obſervation en faveur de ſa noûveauté , & pour prouver que l'efficacité des bougies n'eſt pas moins utile aux femmes qu'aux hommes pour dégluer le vice concentré & l'attirer au dehors , tandis que les remèdes intérieurs le détruiſent au dedans, en l'entraînant peu à peu ; au reſte il eſt naturel de penſer que les mêmes remèdes doivent avoir les mêmes ſuccès ſur les mêmes maux, & que la diverſité du ſexe n'en doit pas faire de différence.

*OBSERVATION qui prouve l'infuffifance des remèdes mercuriels fans le régime conforme & les bougies.*

UN Officier de la maifon de la Reine, âgé d'environ quarante ans, me fit appeler le 15 Décembre 1757, à l'occafion d'une rétention d'urine qui étoit prête à le faire périr, il y avoit quatorze ans qu'il avoit eu une gonorrhée virulente pour laquelle il fit pendant fept années des remèdes qui lui procurèrent un foulagement affez marqué ; il fe maria, quoiqu'il eût encore un léger fuintement. Après deux années de fon mariage il éprouva des rétentions d'urine, & on vit plufieurs fymptomes extérieurs qui annonçoient un vice développé ; il eut recours à fon Chirurgien ordinaire, & fucceffivement à trois ou quatre autres ; il effuya des uns & des autres les remèdes communs, & les fymptomes extérieurs fe diffipèrent ; mais le mal qui fubfiftoit intérieurement dans toute fa force, lui renouvela toutes fes douleurs.

A ma

A ma première viſite je le trouvai dans une vive attaque d'iſchurie ; après les ſaignées & tous les autres remèdes généraux convenables en pareil cas, je voulus introduire une bougie, mais il ne me fut pas poſſible de pénétrer au delà de deux ou trois pouces ; la route que les urines s'étoient frayées le long du canal, étoit ſi oblitérée, qu'il n'étoit pas poſſible d'en ſuivre la ſinuoſité.

Le dépériſſement de ſa ſanté ne me permit pas de l'aſſujétir à toute la rigueur d'une pratique ordinaire, je me contentai, après quelques jours d'un régime doux & de boiſſons humectantes, de lui faire prendre tous les matins une priſe des fondans dont j'ai déjà parlé ; ce ſimple purgatif lui produiſit des effets conſidérables, je fus obligé de diminuer la doſe, & la moitié ſeule lui ſuffiſoit pour le purger amplement trois ou quatre fois ; pendant tout ce temps il ſe ſervoit de bougies qui faiſoient ſuppurer toutes les ulcérations chancreuſes qu'elles pouvoient atteindre ; je paſſai enſuite aux pillules mercurielles à tiers & moitié doſe, je lui faifois donner dans les intervalles des frictions locales de pommade, avec un ou deux gros feulement, répétées trois ou quatre fois.

Ces remèdes, toûjours unis aux bougies, fondirent les duretés fchirreufes des proftates, ce qui permettoit de jour à autre une introduction plus profonde, & firent ceffer les douleurs que l'application des bougies avoit caufée jufqu'alors par le contact, & la quantité de pus & de fang qui exudoit journellement des parties fchirreufes ulcérées, diminua.

Je parvins enfin le vingt-cinquième jour à entrer dans la veffie, & quelques jours après, fes urines fortirent avec autant de liberté que d'abondance.

Il commença alors à jouir d'un calme qu'il cherchoit vainement depuis fept ans, je ne laiffai pas que de lui faire continuer à des diftances proportionnées, & aux effets que lui procuroient les plus légères dofes des frictions locales & des anti-vénériens intérieurs; une imprudence penfa déconcerter le fuccès, il s'expofa témérairement à un grand froid

en ne paroiſſant qu'un inſtant à une fenêtre,
& tout-à-coup il ſentit un friſſon qui ſup-
prima le léger phtialiſme que je lui entretenois
depuis pluſieurs jours, ce qui fut ſuivi d'une
fiévre fort ardente ; le tout fut civiliſé par les
moyens connus, le reflux de la ſalivátion fut
rappelé, & les évacuations furent encore
continuées ; malgré cela, ſa convaleſcence
fut courte & heureuſe, nonobſtant la rigueur
du froid, & ſa ſanté a été parfaite : la complication de tous ces maux n'a exigé qu'environ deux mois de traitement.

## RÉFLEXION.

Cette obſervation me confirme bien puiſ-
ſamment les principes de ma théorie & la
marche de ma pratique ; on ne doit jamais
ſéparer, comme je l'ai fait ſi ſouvent entendre,
l'uſage du mercure intérieurement & exté-
rieurement adminiſtré, de l'application des
bougies ; ces deux remèdes ſe prêtent un
mutuel ſecours, & leurs forces ne tirent leur
ſalubrité que de leur réunion ; ſans cette
méthode on ne domptera jamais le virus

opiniâtre & enclavé. Le malade qui avoit effuyé le traitement de divers Chirurgiens, avoit fans doute reçû plus d'une dofe de mercure, mais fans doute auffi que l'adminiftration mal dirigée n'avoit point vaincu la malignité du vice, & quand bien même le mercure eût été employé avec la méthode la plus prudente, il auroit toûjours fallu employer l'ufage des bougies pour s'emparer du defordre local.

Combien d'Artiftes feroient forcés de convenir de ces principes, fi le préjugé & la prévention ne voiloient à leurs yeux ces vérités; de combien d'affreux retours ne font-ils pas fi fouvent les témoins & les caufes, en fuivant obftinément une pratique dont les fuccès font prefque toûjours incertains, & qui ne peuvent jamais leur donner ce degré de confiance qu'on ne peut acquérir que par la fidélité des rapports de mes fondes.

Je conviens que je révolterai peut-être les anciens Praticiens, mais avant que de me juger, je les conjure par l'amour de l'humanité de ne former leurs décifions fur la vérité ou la fauſſeté de mes idées , qu'après des eſſais que les occaſions leur faciliteront , ils rempliront les vûes des Miniſtres & du Chef de la Chirurgie. Je ne ſaurois aſſez avertir combien il faut peu compter ſur les reſſources du mercure quand il eſt légèrement adminiſtré , & ſans les précautions du régime, du repos , & de l'attention à éviter le froid , & généralement tout ce qui peut le retarder , l'affoiblir & le faire évaporer ou l'interrompre dans ſes effets ; ſans cela il palliera les maux , les diminuera , mais ne les déracinera pas.

Je crois encore devoir dire qu'il falloit que l'eſpèce du vice de ce malade n'eût pas ce degré de virulence propre à ſe tranſmettre , puiſque ſon épouſe jouiſſoit de la meilleure ſanté ; cet exemple, & une infinité d'autres de la même ſorte, me prouve que le vice local & concentré ſe communique difficilement , & que par conſéquent il y a beaucoup de gens qui ont des maux locaux & concentrés , pour leſquels l'un ou l'autre peut faire des remèdes anti-vénériens , ſans qu'ils exigent qu'ils en faſſent tous deux, d'autant que c'eſt ce qui retient bien des perfonnes à n'en faire ni l'un ni l'autre.

*OBSERVATION qui prouve combien le Public doit peu compter fur les remèdes des Empiriques & fur le déguifement de leur Mercure, dont on publie fi hautement tant d'éloges ; je finirai par elle.*

UN malade, âgé d'environ vingt-huit à trente ans, s'étoit livré pour la guérifon d'une gonorrhée à plufieurs Empiriques très-affichés, qui avoient bien arrêté l'écoulement, mais qui n'en n'avoient pas tari la fource, auffi reffentit-il bien-tôt des picotemens, des élancemens dans le canal, des défauts d'érections, de la contrainte pour la diftribution de fes urines, & quoique fes douleurs ne fuffent point fortes, le fphyncter ne s'ouvroit que très-difficilement, & les urines couloient obliquement à plufieurs reprifes & d'un jet fort inégal ; fes maux lui firent chercher pendant plus de trois ans des vains fecours, &

une couleur d'un rouge pourpré tapiſſoit ſa bouche ; ces ſymptomes firent ſoupçonner que ſa maladie étoit d'une nature ſcorbuti-que ; en conſéquence on employa long-temps les remèdes qui parurent les mieux appropriés à ce mal ; toutes ces reſſources furent encore ſans fruits.

Je fus alors appelé ( au mois d'Avril 1758 ) pour conſtater ſon état, je crus d'abord que le mercure qu'il avoit pris à différentes repriſes, avoit pû cauſer le deſordre de ſa bouche, & que pour le chaſſer, je devois en employer qui eût une force plus puiſſante ; j'aperçus enſuite que la membrane interne de l'urètre avoit la même couleur ; ce ſymptome eſt un ſigne certain du vice chancreux qui y ſé-journe, qui ne ſe trouve cependant pas en tous ceux en qui il en réſide ; j'introduiſis une bougie dans le canal, en préſence d'un des plus célèbres Chirurgiens de la Cour ; je trouvai pluſieurs inégalités fongueuſes & calleuſes ; je les fis ſentir à cet Artiſte éclairé, qui força lui-même les réſiſtances ; ce qui ſe fait facilement quand le mal n'a pas acquis ſon dernier période.

L'ulcère chancreux principal étoit placé le long des proſtates, & ſe prolongeoit juſqu'au col de la veſſie : il avoit encore une dartre ſèche dans le milieu de la paume de la main gauche, & qui étoit d'un vrai caractère véro-lique, ainſi que des douleurs & des gonfle-mens dans les articulations des phalanges avec les os du métacarpe ; je jugeai bien-tôt de la réalité d'un virus vénérien concentré & reflué, & du beſoin d'un ſecours méthodique.

Le malade fut livré aux ſoins du plus ha-bile Dentiſte, qui après quelques opérations de ſon miniſtère, comprit bien que les affec-tions du malade étoient compliquées ; le même jugement avoit été formé par deux autres grands Maîtres de l'Art.

On envoya le malade à M. Keiſer, on crut ſur la foi de ſa réputation, que les mala-dies de cet homme étoient du reſſort de ſon remède ; mais ce Chymiſte, qui ne ſaiſit pas l'indication des ſymptomes, & qui ſe méprit ſur les ſignes apparens de la dartre de la main & de la rougeur étrangère de ſes gencives, n'oſa entreprendre une guériſon que le ſieur

Devic avoit effayé de faire depuis long temps, foit qu'il fe méfia de l'infuffifance de fon remède, ou qu'il ne comprit pas quelle étoit la dangereufe fituation du malade, peut-être même qu'il n'ofa livrer à l'incertitude de fa méthode, un homme qui appartenoit à des perfonnes qu'il auroit été dangereux pour lui de tromper.

Ce malade ne fut pas plus heureux en cherchant du fecours dans les pillules de Belofte; l'ufage d'un mois n'arrêtèrent point l'augmentation des embarras de l'urètre, & ne diminuèrent rien des autres fymptomes.

Je fus enfin appelé, & je ne regardai tout ce qu'il avoit fait dans ces divers traitemens, que comme des difpofitions préparatoires pour l'aftreindre à ma méthode; les circonftances ne me permettant pas de faire autrement, je le fis faigner, & lui donnai de mes fondans, enfuite de mes pillules mercurielles, dont les effets furent de le purger avec autant de douceur que d'efficacité; mes bougies ouvrirent le canal, donnèrent beaucoup d'aifance au paffage des urines, & dès les premiers jours renouvelèrent abondamment une fuppuration tarie depuis quatre à cinq ans.

J'employai enfuite quelques frictions particulières, qui occafionnèrent une ébullition générale & des démangeaifons qui arrêtèrent le fommeil. Je compris mieux alors que le jeu du mercure étoit embarraffé, & que les préparations avoient été fautives : je le faignai amplement ; j'employai le lait des quatre femences froides, & enfuite un purgatif de caffe en lavage ; alors l'ébullition étant ceffée, le calme fuccéda ; bien-tôt je rendis les frictions générales ; il fut couvert de pommade & repurgé avec les anti-vénériens, & je le tins au régime convenable en retranchant le vin & la viande ; je vis une difpofition au phtialifme, que j'entretins par plufieurs prifes de panacée, qui augmentèrent la chaleur de la bouche fans la dégrader, & qui procurèrent une médiocre falivation pendant plus de trois femaines, & en moins de trente-cinq à quarante jours les bougies ne furent plus marquées, les urines fortirent à plein canal, le phtialifme ceffa, le malade fut retiré des linges fans être décraffé :

je ne manquai point de repurger plufieurs fois le malade avec les pillules mercurielles, quoique les fymptomes euffent difparu; la maladie & la convalefcence furent une affaire de deux mois, & le tout auroit été plus court, fi j'euffe été le maître de faire donner des bains à ce malade & de l'affujétir à toutes les autres préparations néceffaires pour rendre le traitement plus fûr & plus court; auffi mes peines n'ont point été vaines, puifqu'une guérifon parfaite eft la récompenfe la plus flatteufe de mes foins & de mes travaux.

## RÉFLEXION.

Que l'on voie maintenant fi les traitemens des maux vénériens n'exigent point toute l'attention de l'Artifte, & combien l'on fe trompe quand on fe fait une règle commune, qui fixe le temps & la durée de l'adminiftration; je fais que le mercure fera toûjours le deftructeur de ce vice, quelques vieilles que foient fes racines, & malgré le déguifement de fes forces; mais je fais auffi que la précipitation de plufieurs Praticiens & l'impatience des malades, rendent très-souvent infructueuse une ressource si féconde.

Il est certain qu'un vice vérolique local & reflué, étoit la cause de la triste situation où se trouvoit ce malade à la fleur de son âge; les tentatives inutiles qu'on avoit déjà faites pour son soulagement, ne firent que ranimer mon émulation; au reste cette émulation des Artistes est toûjours très-utile quand elle se renferme dans ses justes bornes, & qu'elle ne dégénère point en jalousie, en haine & en faction.

On comprend sans doute, par cette observation, combien il est important de s'adresser à des Praticiens qui sachent bien discerner les symptomes; il arrive très-souvent que le vice vérolique n'est point indiqué par des signes bien distinctifs; il exige, pour être saisi, une vûe fine & prudente, qui ne s'égare point sur des apparences compliquées; sans cette attention, dans le cas présent, je me serois plus occupé des apparences du scorbut, que des signes de la vérole.

Mais cette observation ne m'autorise-t-elle

pas encore à demander quel fonds l'on peut
faire fur le remède & les connoiffances de
M. Keyfer , & fur toutes les liftes des guéri-
fons atteftées de toute part dans les écrits pu-
blics, même par des gens de l'Art. Il eft conf-
tant que fi ce malade s'en fût rapporté à fes
lumières, qu'il auroit encore fes maux ; & fi
M. Keyfer ne guérit que les plus groffiers
fymptomes de la vérole générale , avec fon
mercure déguifé, & qu'il ne connoiffe pas ceux
de la vérole particulière & locale, qui font la
fource de toutes les rétentions d'urine & d'une
multitude de maux qui défolent l'humanité,
quel avantage retirera - t - on de ce remède,
qui ne foit produit par une adminiftration bien
combinée de nos préparations mercurielles
ordinaires ?

Il eft vrai qu'il confeille indiftinctement de
faire ufage des bougies avec fes remèdes ; je
l'approuve en cela, mais je ne puis m'empê-
cher de lui dire, ainfi qu'à tous ceux qui em-
ployent de fon remède , que je n'aurai de
confiance en aucunes de fes cures, vantées
avec tant d'éloges , qu'elles n'aient été véri-

fiées par mes fondes ; leur fidèle rapport me fera toûjours connoître la réalité des faits , & je ferai fûr par ce moyen que les malades ne pourront être trompés, ni l'être moi-même.

FIN



# A PARIS,

## DE L'IMPRIMERIE ROYALE.

M. DCCLVIII.